AF315129

ÉPITHÉLIOME

DU COL UTÉRIN

PAR

Le Dr Paul FOURNAISE,

MEMBRE Cᵗ DE LA SOCIÉTÉ ANATOMIQUE DE PARIS ET DES SOCIÉTÉS
DE MÉDECINE DE REIMS, GAND, ETC.

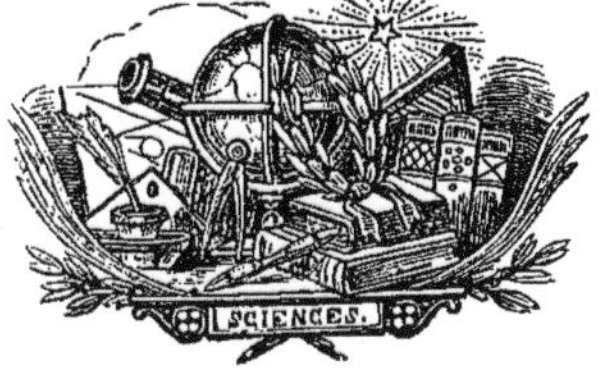

PARIS, IMPRIMERIE ST-MICHEL

A. TRIBOULLIARD Directeur

3, Place St-Michel, et rue de la Huchette, 38

1882

ÉPITHÉLIOME

DU COL UTÉRIN

PAR

Le Dr Paul FOURNAISE,

MEMBRE C^t DE LA SOCIÉTÉ ANATOMIQUE DE PARIS ET DES SOCIÉTÉS
DE MÉDECINE DE REIMS, GAND, ETC.

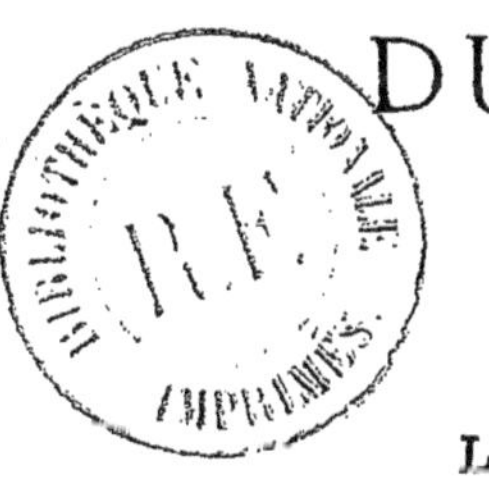

PARIS, IMPRIMERIE ST-MICHEL

A. TRIBOULLIARD DIRECTEUR

3, Place St-Michel, et rue de la Huchette, 38

—

1882

TRAVAUX DU MÊME AUTEUR

ÉTUDE CLINIQUE SUR LES AFFECTIONS DITES CANCÉREUSES DU PÉRITOINE. *(Thèse inaugurale 1872)*.

CANCER PRIMITIF DU PÉRITOINE (*In Annales de la Société de médecine de Gand, 1873)*.

NOTE sur un cas de rupture complète du tendon du triceps fémoral, au niveau de son insertion à la rotule. *(In Annales de la Société de médecine de Gand, 1873)*.

ACCOUCHEMENT GÉMELLAIRE. — PROCIDENCE DU CORDON OMBILICAL. — IMPERFORATION DE L'URÊTHRE chez un enfant nouveau-né. *(In Gazette des hôpitaux, 1875)*.

ADHÉRENCE ANORMALE DU PLACENTA. *(In Gazette Hebdomadaire, 1875)*.

ECLAMPSIE coïncidant avec le travail de l'accouchement. *(In Gazette hebdomadaire, 1876)*.

KYSTE DU VESTIBULE DE LA VULVE. — ABLATION. — GUÉRISON. *(In Bulletins de la Société anatomique, 1876)*.

ÉPITHÉLIOME

DU COL UTÉRIN

ABLATION A L'AIDE DE L'ÉCRASEUR LINÉAIRE.

GUÉRISON.

L'épithéliome du col utérin est l'une des espèces les plus communes de l'affection carcinomateuse.

On en distingue deux variétés : l'une, formée de cellules cylindriques, paraît prendre naissance dans les glandes de la muqueuse intra-cervicale ; l'autre, composée de cellules pavimenteuses, se développe sur la muqueuse extra-cervicale ou du museau de tanche.

D'après M. Alph. Guérin (1), l'épithéliome du col est toujours une maladie primitivement locale et, comme telle, susceptible de guérir. Il ne devient dangereux que lorsqu'il a envahi le corps de l'utérus ou les organes voisins.

(1) Leçons cliniques sur les maladies des organes génitaux internes de la femme, 1878.

— 4 —

Si les essais de guérison des tumeurs épithéliales sont assez nombreux, les succès sont loin d'être la règle. Ce n'est pas que les moyens d'action fassent défaut, mais la plupart des femmes ne réclament le secours du chirurgien qu'à une époque fort avancée de leur maladie. Lorsqu'on se trouve en présence d'une tumeur épithéliale du col de l'utérus, la seule chance de salut réside évidemment dans l'ablation ou amputation du néoplasme.

Cette opération, telle que la pratiquaient autrefois par excision : Osiander, Récamier, Dupuytren, Lisfranc, Simpson, etc., n'a guère donné d'heureux résultats.

La statistique assez récente de Ch. West (1) n'est qu'une somme d'insuccès. Sur 25 amputations du col, 22 ont été suivies de mort ; la guérison n'a pas dépassé six mois dans les 3 autres.

Peyrot et Seuvre (2) rapportent chacun un cas d'ablation de col épithéliomateux. Les deux opérées sont mortes des suites d'une infection purulente après six et huit jours.

Atthil, de Dublin (3), a eu la loyauté de publier l'observation d'un épithéliome du museau de tanche, qu'il enleva à l'aide de l'écraseur. Il avait cru le mal bien limité, quand, l'opérée ayant succombé, l'autopsie fit voir, non seulement

(1) *Diseases of Women.* London 1864.
(2) *Bulletins de la Société anatomique,* 1877.
(3) *Gazette Hebdomadaire,* 1877.

que la poche de Douglas et le vagin avaient été entamés par l'instrument, mais qu'ils contenaient, ainsi que le corps de l'utérus, des noyaux durs de carcinome.

A ces faits désastreux, il est heureusement possible d'en opposer d'autres plus satisfaisants.

Dans son important ouvrage, Courty (1) parle d'un épithéliome du col qui n'avait pas repullulé deux ans après son ablation.

Galabin (2) dit qu'il connait des guérisons durables de cols épithéliomateux ayant subi l'amputation.

M. Péan (3) a enlevé, à l'aide du bistouri et du fer rouge, une tumeur épithéliale du museau de tanche. La guérison se maintenait six mois après l'opération.

En 1874, M. Labbé (4) a fait l'ablation d'un col atteint de la même dégénérescence. Il s'est servi de l'anse galvanocaustique. La femme était encore en bonne santé au bout de dix-huit mois.

Bœckel (de Strasbourg) usa du galvano-cautère pour amputer, à la vulve, un col atteint d'épithéliome. Un an après, il n'y avait pas de repullulation.

(1) *Traité pratique des maladies de l'utérus, etc.*

(2) *The student's guide to the discases of Women*, London 1881.

(3) *Clinique chirurgicale*, 1875-76.

(4) *De l'emploi de la galvano caustique thermique dans le traitement des tumeurs épithéliales du col de l'utérus*, 1874.

L'observation qui est rapportée plus loin ajoutera un nouveau témoignage à ceux qui viennent d'être relatés en faveur de la guérison possible et durable des dégénérescences épithéliales de la portion vaginale de l'utérus. Elle montrera que, dans le traitement de cette maladie, le succès dépend peut-être moins du mode opératoire que de la limitation de la tumeur et d'une intervention faite en temps utile :

Obs. — Le 17 janvier 1880, je fus appelé auprès de Mme X..., qui se disait atteinte de fièvre continue.

Agée de trente-neuf ans, cette dame n'a pas connu sa famille paternelle, sa mère serait morte à cinquante-sept ans, phthisique. Sa grand-mère maternelle aurait succombé aux suites d'une maladie du foie, à cinquante-huit ans. Elle n'a pas de parents collatéraux. Douée d'une bonne constitution et d'une conformation règulière, sa menstruation s'établit à l'âge de quinze ans, sans difficulté. Mariée à seize ans, elle quitta la France peu de temps après, pour se fixer avec son mari en Angleterre, où elle demeura dix ans. Elle n'a jamais eu à se plaindre des conditions matérielles de la vie. Une bonne santé habituelle, un caractère aimable et gai, allié à un esprit distingué et très-ouvert, indiquent un organisme bien équilibré. Mme X... eut trois enfants. Le premier, né en 1860, était un garçon, qui mourut des suites du croup à l'âge de trois mois. Le second, une fille, née en 1871, n'a pas vécu. Quant au troisième, un garçon, né en 1877, il n'eût que quelques mois de vie. Ses accouchements ont été simples et faciles, toutefois le dernier a nécessité l'administration du seigle ergoté.

Au commencement de 1879, Mme X... perdit du sang dans l'intervalle des règles ; celles-ci n'étaient pas dérangées, mais seulement caractérisées par un flux sanguin plus abondant. Cet état se prolongea jusqu'au mois de mars, époque à laquelle ladite dame, inquiète à juste titre, consulta son médecin. A la suite d'un examen à l'aide du spéculum, le praticien fit une cautérisation du col au nitrate d'argent et appliqua dans le vagin un bourdonnet de charpie, recouvert de linge fin, enduit d'une pommade et saupoudré de benjoin. La patiente devait subir cette cautérisation deux fois par semaine et garder le repos pendant un mois et demi.

Aucun traitement ne fut suivi pendant ce laps de temps, puis les mêmes cautérisations et pansements furent recommencés et continués, deux fois par semaine environ, pendant un mois. On leur ajouta des injections journalières d'eau de goudron. En juillet, il survint une métrorrhagie, à la suite de laquelle on fit de nouvelles cautérisations, plus douloureuses cette fois que les précédentes.

La situation était loin de devenir meilleure, les pertes sanguines s'accentuaient et se montraient surtout au moment des garde-robes qui n'avaient lieu que tous les deux jours. Une gastralgie continue s'ajoutait à un état général de souffrance, en même temps que l'anémie et la débilité se prononçaient.

Dans ces fâcheuses conditions, Mme X... gagna le mois de novembre. Par suite de son peu de résistance à l'action du froid, elle fut prise d'une bronchite généralisée qui dura jusqu'au commencement de l'année 1880. Un autre médecin lui donna des soins du 2 au 17 janvier ; il ne fit pas de diagnostic.

Lors de ma première visite, je trouvai la malade dans les conditions suivantes : anémie et débilité très-accusées, décoloration générale de la peau et des muqueuses, teinte jaune paille, émaciation et faciès utérin ; l'auscultation du cœur indique un bruit de souffle au premier temps et des battements faibles. Pouls à 84. Du côté de la poitrine j'entends seulement quelques râles muqueux. Les fonctions digestives laissent beaucoup à désirer. La langue est blanche, saburrale, l'anorexie presque complète ; une dyspepsie gazeuse et des accès fréquents de gastralgie coïncident avec une constipation persistante. J'arrive à l'examen de l'appareil génital et parviens sans difficulté à en constituer la sémiotique.

Il existe un catarrhe vaginal abondant composé d'une sorte de sanie mucoso-purulente, mélangée de sang et exhalant une odeur pénétrante très-fétide. A 5 centimètres environ de la vulve, le doigt tombe sur une tumeur délimitable, donnant au toucher une sensation granulorugeuse comparable à celle d'un choufleur. La tumeur est légèrement friable en quelques points et laisse échapper, sous une pression modérée, une certaine quantité de sang. En cherchant avec précaution je ne puis découvrir l'orifice du col, celui-ci paraissant envahi en entier par le néoplasme, mais en portant le doigt en arrière, je sens un sillon transversal qui paraît correspondre à la limite du mal. La tumeur est vraisemblablement due à la prolifération des éléments anatomiques du museau de tanche. Examinant ensuite la région à l'aide d'un spéculum de Cusco, je ne pus ni découvrir l'orifice utérin, ni même embrasser, avec les valves, la tumeur qui était d'un rouge framboisé, granuleuse et abondamment saignante. Dès lors, le cas était jugé et mon diagnostic fut celui-ci : épithéliome végétant du col utérin, *cauliflower excrescens* des Anglais.

J'informai sur-le-champ Mme X... de l'étendue et de la gravité de son mal, en me prononçant pour une intervention chirurgicale très prochaine. Je lui proposai de prendre l'avis d'un chirurgien des hôpitaux, et priai M. le docteur Marchand de mettre son habileté opératoire bien connue au service de cette intéressante malade.

Quelques jours plus tard, M. Marchand examina Mme X... Il confirma mon diagnostic, mais ne fut pas immédiatement d'avis d'entreprendre l'opération, quelque indiquée qu'elle pût être. D'ailleurs, une complication venait de surgir ; l'engorgement douloureux des ganglions inguinaux du côté gauche.

Le repos absolu au lit, quelques onctions de pommade hydrargyrique belladonée et l'application de cataplasmes de farine de graine de lin amenèrent une rémission des phénomènes inflammatoires. Sur mes instances, M. Marchand recommença très-soigneusement avec moi l'examen de cette malade, et l'opération, jugée possible, fut décidée et fixée au 3 mars.

La patiente est placée dans une situation convenable sur le bord d'un lit ; deux aides soutiennent les cuisses, un autre donne du chloroforme. Armé de pinces de Museux, M. Marchand saisit la tumeur et l'amène avec précaution à la vulve ; il l'enlace à l'aide d'une chaîne d'écraseur, de façon à l'enlever en totalité, tout en évitant de léser les organes voisins. Après une manœuvre d'environ vingt minutes, le corps du délit était entre nos mains. Des irrigations d'eau froide, à travers un spéculum de bois, furent faites immédiatement sur le moignon utérin, en vue de dissiper la contusion ; le lendemain et les jours suivants, on fit des injections intra-vaginales d'eau phéniquée aux

40/1000, L'opérée prit une pilule d'extrait thébaïque de 0ᵍʳ, 02 toutes les deux heures. La fièvre qui suivit l'opération fut peu intense et ne dépassa pas huit jours. Après dix-sept jours de repos au lit, Mᵐᵉ X... commença à se lever et à marcher quelque peu dans sa chambre·

Vers la fin du mois d'avril, nous fîmes l'examen de l'utérus amputé. La cicatrisation était complète ; toutefois, on voyait dans l'infundibulum central la muqueuse utérine d'un rouge violacé et bourgeonnante. Je réprimai les bourgeons charnus le 2 mai, à l'aide du caustique de Filhos. Quelques jours plus tard, Mme X... partit pour le Jura, où elle passa trois mois et demi, ne ressentant autre chose que quelques douleurs fugaces dans la fosse iliaque gauche. Elle revint à Paris et reprit son emploi dans une maison de commerce le 15 septembre. Depuis ce moment, elle n'a eu à surmonter que deux ou trois affections bénignes des voies respiratoires. Quant à la menstruation on peut juger de sa régularité par le tableau suivant :

1880.	**1881.**
8 avril, première réapparition.	13 janvier.
1ᵉʳ mai.	7 février.
13 mai.	5 mars.
8 juin.	30 mars.
7 juillet.	25 avril.
2 août.	23 mai.
2 septembre.	17 juin.
1ᵉʳ octobre.	12 juillet.
22 octobre.	7 août.
22 novembre.	1ᵉʳ septembre.
18 décembre.	26 septembre.
	21 octobre.
	15 novembre.
	12 décembre.

Structure de la tumeur. — On reconnaît à l'œil nu une masse de la grosseur d'une orange mandarine, sur laquelle on distingue très-bien les deux lèvres hypertrophiées du museau de tanche. La surface extérieure est rouge, villeuse, granuleuse, assez vasculaire et ramollie en quelques points. Sur la surface de section cervico-utérine, on distingue des fibres musculaires du corps de l'utérus non altéré. Une section faite dans le sens antéro-postérieur, montre un tissu ayant l'aspect et la consistance du carcinome encéphaloïde. Le grattage de l'une des faces ne donne que très peu de suc blanchâtre et quelques grumeaux mal liés.

Après une très longue macération dans l'alcool, cette tumeur pesait encore 28 grammes. Mon ami, M. Troisier, professeur agrégé, a bien voulu en faire l'examen histologique dans le laboratoire de M. Vulpian. Il lui a trouvé tous les caractères de l'épithéliome cylindrique.

RÉFLEXIONS. — Examinée tout récemment au spéculum, la région qui a été le siège de l'opération n'a rien révélé de particulier ; le moignon utérin infundibuliforme et radié laisse voir, à son centre, une sorte de grosse papille d'un rouge vif qui n'est autre qu'une hernie légère de la muqueuse intra-utérine. L'état général excellent, après une opération datant de *deux ans*, permet au moins de penser que la guérison se maintiendra pendant de longues années.

Ainsi, voilà une femme dont l'utérus s'altère sans cause bien apparente. Les conditions d'âge et de multiparité exceptées, la constitution, la diathèse, l'hérédité, le genre de vie, les influences étrangères, etc., ne nous fournissent aucun élément étiologique. Après les tentatives infructueuses de deux praticiens, j'entre en scène à mon tour, découvre le mal et prévois le danger. Mon diagnostic une fois confirmé par un confrère autorisé, fallait-il ou non opérer ? L'opération était-elle conforme aux principes de la chirurgie ? Un second examen très attentif ayant permis de constater que la tumeur était limitable et paraissait limitée ;

que les attaches vaginales, le vagin, la vessie, le rectum et
la face postero-inférieure de l'utérus, accessible au doigt,
étaient indemnes de la dégénérescence ; nous pensâmes d'un
commun accord que la guérison pouvait être tentée. Deux
sortes d'agents étaient à notre disposition : les caustiques et
et les instruments.

Les caustiques, n'ayant jamais donné que des résultats
mauvais ou incomplets, furent écartés *de plano*.

Parmi les instruments, nous avions à choisir entre : le
bistouri, le *couteau* et les *ciseaux de Sims*, le *cautère actuel*, le
thermocautère, le *serre-nœud à anse métallique*, l'*écraseur
linéaire* et le *galvano-cautère*.

Les deux derniers devaient appeler plus particulièrement
notre attention. L'anse galvanique paraît être en faveur
auprès de certains chirurgiens à cause de son action presque instantanée ; mais, les plaies qu'elle laisse guérissent
très-lentement, et puis son emploi ne saurait être généralisé,
car l'on n'a pas toujours sous la main un appareil à galva-
nocaustie, lequel est encombrant et d'un transport incom-
mode. L'écraseur nous a paru devoir lui être préféré dans
le cas actuel ; manié avec dextérité, cet instrument donne
d'aussi bon résultats que le précédent, et les plaies consé-
cutives à son application se cicatrisent avec une plus grande
rapidité. Le succès qu'il nous a procuré, n'est certainement
pas de nature à en infirmer l'usage.

En ce qui touche l'abaissement de l'utérus à la vulve, les avis sont partagés. Quelques auteurs pensent qu'il faut enlacer la tumeur au fond du vagin, à l'aide de l'anse de platine ou de la chaîne de l'écraseur, afin d'éviter la lésion des attaches vaginales ; d'autres estiment que, loin de présenter des inconvénients, l'abaissement dudit organe permet de bien juger de l'étendue de la néoplasie et de la mieux circonscrire. Le fait de Bœckel et le nôtre peuvent servir à la défense de cette dernière opinion.

Remarques générales. — L'observation précédente nous permet de faire les remarques suivantes :

Il est désirable de faire de bonne heure le diagnostic de l'épithéliome du col utérin.

Il faut éviter de confondre cette néoplasie à son début avec des lésions simples du col, comme l'*érosion, l'ulcération, l'ectropion, les granulations, l'hypertrophie,* etc., qui cèdent assez rapidement d'ordinaire à un traitement approprié.

Lorsque la tumeur a pris un certain développement et ne fournit pas des signes diagnostiques suffisants, il est nécessaire d'en enlever un fragment à l'aide d'une cuiller tranchante (celle de Simon, par exemple) et d'en faire l'examen histologique.

Lorsque le diagnostic du néoplasme aura été précisé, sa

limite étant reconnue, il faudra intervenir dans un bref délai.

Les moyens d'action sont d'ordre médical ou chirurgical.

Ceux du premier ordre ne sont que des palliatifs.

Ceux du second ordre ont pour but :

1º La destruction partielle de la tumeur à l'aide des caustiques physiques ou chimiques.

2º Sa destruction totale à l'aide de certains instruments.

Les caustiques légers sont très dangereux, car, en irritant et excitant les surfaces malades, ils en activent le travail prolifératif. L'observation précitée confirme bien ce que l'on savait déjà à cet égard.

Les caustiques puissants : *chlorure de zinc, pâte arsenicale, potasse caustique, teinture de brome, etc.,* si bien appliqués qu'ils soient, sont incapables de détruire le mal en entier et présentent, en outre, des chances d'inflammation des régions voisines.

Ces agents, sauf peut-être dans quelques cas exceptionnels, doivent être généralement rejetés.

La destruction totale du néoplasme ne peut avoir lieu que par ablation.

Pour exécuter cette opération, les meilleurs instruments

de diérèse paraissent être le *galvano-cautère* et l'*écraseur linéaire*. Le premier étant le plus expéditif est préférable en théorie, mais nous pensons que les applications de l'instrument de Chassaignac sont et doivent demeurer plus nombreuses et plus pratiques.

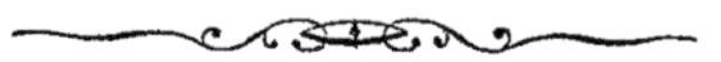

TRAVAUX DU MÊME AUTEUR

ÉTUDE CLINIQUE SUR LES AFFECTIONS DITES CANCÉREUSES DU PÉRITOINE. (*Thèse inaugurale 1872*).

CANCER PRIMITIF DU PÉRITOINE (*In Annales de la Société de médecine de Gand, 1873*).

NOTE sur un cas de rupture complète du tendon du triceps fémoral, au niveau de son insertion à la rotule. (*In Annales de la Société de médecine de Gand, 1873*).

ACCOUCHEMENT GÉMELLAIRE. — PROCIDENCE DU CORDON OMBILICAL. — IMPERFORATION DE L'URÊTHRE chez un enfant nouveau-né. (*In Gazette des hôpitaux, 1875*).

ADHÉRENCE ANORMALE DU PLACENTA. (*In Gazette Hebdomadaire, 1875*).

ECLAMPSIE coïncidant avec le travail de l'accouchement. (*In Gazette hebdomadaire, 1876*).

KYSTE DU VESTIBULE DE LA VULVE. — ABLATION. — GUÉRISON. (*In Bulletins de la Société anatomique, 1876*).

PARIS. — IMPRIMERIE ST-MICHEL, 3, PLACE ST-MICHEL.